AF377325

TRAITEMENT DU PALUDISME

DANS SES FORMES ÉLOIGNÉES ET HORS DE SON FOYER D'ORIGINE,

Par H. E. COLLIN,

Médecin-Major de 1re classe à l'hôpital militaire de Lille.

Par leur contingent colonial, Lille et ses environs m'ont offert, depuis près de deux ans, l'occasion de recevoir, dans mon service, un certain nombre de cas de « paludisme », soit sous forme de cachexie plus ou moins avancée déjà, soit, plus simplement, à titre d'accès fébriles purs, périodiques, de types variés, encore indemnes, au moins en apparence, d'altérations organiques profondes. Les résultats thérapeutiques satisfaisants que j'ai eus, jusqu'ici, à enregistrer, m'engagent, malgré l'intérêt relatif et le peu de nouveauté d'un sujet familier à mes collègues de l'armée, à soumettre à leur appréciation la méthode que je mets en œuvre contre les formes plus ou moins éloignées, mais non moins graves pour cela, de cette intoxication spéciale, telle qu'il m'a été donné de l'observer à plusieurs reprises.

Ma manière de procéder repose (je crois devoir le dire tout d'abord) avant tout sur la notion de l'état d'infection, pour ainsi dire, permanent, dans lequel se trouvent ceux qui ont eu à subir (même dépaysés) une, et à plus forte raison, plusieurs des manifestations du paludisme.

Le temps n'est plus aujourd'hui, où, dans la thérapeutique paludéenne, l'on ne voyait, et par conséquent l'on ne visait que l'une des expressions du paludisme, *la fièvre*, et avec elle *la périodicité*, à l'exclusion de l'état intermédiaire, ou consécutif moins apparent, et par cela même plus trompeur, véritable processus d'accumulation qui, abandonné à lui-même, trouvait le champ libre pour de nouvelles explosions dont l'extrême gravité parfois n'avait d'autre cause que l'imprudent répit laissé à l'élément homicide qu'on était, après tout, excusable de ne point poursuivre puisqu'on en ignorait alors l'existence.

, Certains esprits sagaces, cependant, doués d'une prescience quelque peu méconnue dans son actualité, mais dont l'avenir a permis d'apprécier la valeur, avaient, il y a longtemps déjà, tenté d'ébranler cette doctrine aussi peu conforme à la vérité qu'elle était préjudiciable à une saine et efficace intervention. Est-il besoin de rappeler, à ce propos, les mémorables travaux de l'homme illustre entre tous, du conquérant pacifique qui eut le glorieux mérite de reconnaître, de poursuivre et de vaincre, sous toutes ses formes, l'ennemi invisible encore, cependant plus meurtrier, certes, à cette époque que celui contre lequel on luttait alors à découvert? Est-il besoin, dis-je, de rappeler les heureux effets de la réforme thérapeutique dont notre vénéré doyen, M. le médecin-inspecteur Maillot, a donné le signal, et à laquelle tant d'existences, depuis, durent d'être conservées? Dans le même ordre d'idées, je ne saurais passer sous silence, de M. le médecin principal de 1re classe Renard, un mémoire manuscrit, datant de 1873, et cité, par le Conseil de santé d'alors, parmi les meilleurs travaux scientifiques de l'année (1), dans lequel j'ai eu la bonne fortune de trouver exposées les vues qui sont aujourd'hui les miennes, et qui forment la base de la méthode que je préconise. Mon intention n'est pas, dans ce modeste travail, de m'occuper de tous les modes d'administration du quinquina et de ses dérivés dans le traitement de la « Malaria ». Je n'ai d'autre but que de mentionner ici la technique que je mets en œuvre et à laquelle je crois avoir dû des succès, malgré l'accusation *d'anachronisme thérapeutique* qu'on portera sans doute contre moi dans cette circonstance.

Dans les conditions où, en France, nous observons les paludiques, malades extérieurs pour la plupart (Tonkin, Dahomey, Soudan, Madagascar, Algérie), le type primordial de l'infection s'est généralement plus ou moins transformé depuis leur

____

(1) De la fièvre intermittente.

départ du pays d'origine. Or, est-il possible, avec cette dévia-
tion morphologique, due, pour une certaine part, à l'émigra-
tion, d'en retrouver le caractère originel, et, partant, de
savoir *quel jour et à quelle heure* se présentera telle ou telle
expression du type habituel qui nous échappe?... Évidemment
non ; et cependant, il n'est pas douteux que le malade que
nous avons entre nos mains, ne soit en état permanent d'intoxication en, état constant *d'imminence morbide*, comme on
disait jadis, et pouvant déterminer, au moment où nous y pense-
rons le moins, et sans que le sujet, si ancien fébricitant qu'il
soit, puisse toujours le pressentir, un danger plus ou moins
immédiat, résultant de ce nouvel assaut de l'imprégnation
malarique. S'il est, en effet, d'absolue notoriété que certains
impaludés dont une série d'auto-observations, les meilleures
entre toutes évidemment, a affiné, si je puis dire, l'éducation
à cet égard, savent parfaitement se rendre compte, par les
sensations, les malaises, toute une suite, en un mot, de phénomènes dont l'expérience a fait pour eux autant de signes
avant-coureurs, de l'approche d'un accès, il n'en va plus de
même soit quand cette éducation est encore incomplète, soit
lorsque le sujet, grâce à une des multiples et subites manifestations familières au paludisme, est, pour ainsi dire, *sidéré*
avant d'avoir eu le temps de faire face à cette attaque aussi
grave parfois qu'elle a été soudaine. Dans ces conditions,
n'est-il pas rationnel de fournir au malade une garantie contre
cette occurrence possible, pour tenter de diminuer d'autant
les chances d'intoxication accumulée, dont les moindres consé-
quences sont de prolonger indéfiniment une situation critique
et de moindre résistance contre des affections intercurrentes
toujours à craindre.

Étant donné que l'agent curatif (la quinine) s'attaque direc-
tement au germe et le détruit, tout au moins qu'il s'oppose à
son développement en modifiant le milieu intérieur, ne semble
t-il pas, à priori, logique de maintenir, avec des repos (comme
dans tout traitement de longue haleine d'ailleurs), et pendant
un laps de temps dont les résultats acquis feront apprécier la
durée, de maintenir dis-je, le sujet sous l'influence du médicament préventif?.....

Ceci dit, voici comment je procède. Comme il est rare qu'à leur entrée à l'hôpital, les fébricitants n'offrent pas un certain état saburral de la muqueuse digestive, je commence généralement par leur administrer soit un émélo-cathartique (sulfate de soude, 20 gr. Emétique, 0,05, Eau, 200 gr.), soit 2 gr. à 2 gr. 50 d'ipéca. Les premières voies étant ainsi dégagées, suivant le plus ou moins de rapprochement des accès, l'état plus ou moins profondément cachectique du malade, le gonflement plus ou moins considérable de la rate (phénomène subjectif parfaitement perceptible pour le sujet lui-même, et qui, soit dit en passant, est un de ceux qui lui donnent le plus l'éveil à l'égard d'un accès plus ou moins prochain), j'administre, et autant que faire se peut, *en solution*, à la condition, cela va sans dire, que la tolérance gastrique sera aussi parfaite que possible, une dose *quotidienne* et *fractionnée* de 0,80 — 0,60 — 0,50 — 0,30 *de sulfate de quinine*, en diminuant successivement ces doses tous les quatre ou cinq jours, par exemple, suivant l'effet obtenu, c'est-à-dire suivant que je parviens, soit à espacer sensiblement, soit à supprimer les accès.

Je mentionne plus haut, parmi les éléments influençant, en plus ou moins, l'administration de la quinine, le gonflement de la rate. J'en puis dire autant de celui du foie qui, chez certains paludiques, à titre d'*avertisseur* également, comme aussi, je m'empresse de l'ajouter, sous le coup d'une cure hydrothérapique minérale, s'hyperhémie soit dans sa totalité, soit en noyaux, au point d'être cause parfois de poussées douloureuses qui, dans la seconde de ces éventualités, imposent la suspension de la cure. A ce point de vue, secondaire, comme conséquence de l'infection, de quelle manière agit la quinine ? Elle s'adresse ici, non plus à l'élément spécifique qu'elle détruit, comme nous l'avons vu plus haut, ou tout au moins *qu'elle endort* au profit des phagocytes, dont le travail se trouve ainsi simplifié, elle s'adresse, dis-je, à l'hyperplasie commençante survenue dans l'organe précédemment investi, par une action vaso-constrictive cette fois, *anémiante*, en quelque sorte, et, si je puis dire, *atrophiante*, par rapport à l'effet opposé produit par la nouvelle poussée en voie d'évolution.

Aussi ce traitement, ou plutôt, *cette influence quinique*, doit-elle se prolonger, *même en l'absence de toute manifestation fébrile*, pendant trois semaines, sous la réserve toutefois, si pendant cette période, de nouveaux accès viennent à se produire, surtout avec les mêmes caractères que les accès du début, de revenir à la dose initiale de quinine. Je n'ai jamais eu à dépasser de 0,80 à 1 gr.

Au bout du temps indiqué, et après un repos de quelques jours, *pour tous les cas indistinctement*, au sulfate de quinine je fais succéder *l'arsenic*, sous forme *d'arséniate de soude*, *véritable complément du sel quinique*, et que je donne de la façon suivante :

> Vin de quinquina.............. 100 grammes.
> Arséniate de soude............,.. 0,005 à 1 centigramme.
> Alcoolé de noix vomique........ X à XX gouttes.
>   M.
>   (pour les 24 heures).

En même temps que l'arséniate de soude, je donne également *le fer*, selon la formule ci-après, qui joint aux effets modificateurs du globule sanguin propres à cette substance, les propriétés stomachiques et déconstipantes de la rhubarbe :

> Fer réduit...................... .... { āā
> Rhubarbe...................... .... } 3,00
> Extrait mou de quinquina .... q. s.
>   pour 60 pilules.
>   (de 2 à 4 par jour).

L'arsenic et le fer sont continués simultanément pendant un mois à six semaines, au bout desquels je laisse reposer le malade de toute médication.

Il va sans dire que *l'hydrothérapie*, sous forme de douches générales et locales sur la rate et le foie, est, elle aussi, un puissant agent de modification ; j'ai soin de l'utiliser pendant la deuxième période du traitement. Toutefois, ainsi que le font remarquer MM. Kelsch et Kiener, elle est d'un emploi délicat en raison de la facilité avec laquelle le froid provoque le retour des accès de fièvre. Il joue en quelque sorte, le rôle du traumatisme au point de vue du réveil aigu du paludisme. C'est une remarque que j'ai pu faire à plusieurs reprises. Ce n'en est pas moins un moyen dont il convient de ne pas se démunir, un ou deux accès, isolés généralement, ne pouvant prévaloir contre le bénéfice que confère l'hydrothérapie.

Ai-je besoin d'ajouter, enfin, que *l'alimentation* est aussi réparatrice que possible, tout en tenant compte évidemment du plus ou moins d'atonie de l'estomac. C'est dans le but de le combattre, qu'au mélange de vin de quinquina et d'arséniate de soude, j'ai soin d'ajouter l'alcoolé de noix vomique, qui imprime à l'organe une stimulation des plus favorables à l'assimilation.

À ce moment, le malade est généralement sensiblement amélioré ; il est *blanchi*, pour me servir d'une expression dont ce qui va suivre justifiera l'emploi, surtout si l'imprégnation malarique n'a point été trop considérable. Mais il s'en faut bien souvent, qu'il soit guéri ; et dans la plupart des cas, si les accès fébriles proprement dits, ont plus ou moins pris fin, il n'en subsiste pas moins un état de misère parfois très prononcé qui exige qu'on ne se déclare pas satisfait par cette première *cure*, dont l'insuffisance ne tarderait pas à se manifester. Aussi, au bout d'un temps variable, dont la tolérance offerte par le sujet pour le traitement dont il a déjà subi l'épreuve, ainsi que les résultats obtenus, marqueront surtout le terme, on revient à la méthode, avec cette modification, toutefois, que si l'on a affaire à la cachexie *sans accès*, le traitement partiel, arsenical et ferrugineux, sera seul remis en œuvre, et qu'au contraire, on le reprendra dans sa totalité, si de nouveaux assauts fébriles viennent témoigner d'un réveil de l'agent originel d'intoxication.

Les vieux fébricitants le savent bien, eux ; et, instruits par l'expérience, quand ils sentent leur rate ou leur foie, ou bien les deux ensemble, devenir douloureux et lourds, ils prennent, sans plus tarder, de la quinine, sans laquelle, ils en ont conscience, l'accès en chemin, ne tarderait point à surgir.

Dans le premier cas, en sera-t-il de même ?.... Évidemment
non. Ici, en effet, ce n'est plus à proprement parler, la *fièvre*
qu'il s'agit de combattre : c'est l'état général qu'il faut sou-
tenir, et auquel il importe d'autant plus de venir en aide, que
cette restauration organique est, à elle seule, un puissant
moyen d'amélioration, je dirai presque de guérison, jointe
surtout à une hygiène appropriée. L'arsenic et le fer sont donc
absolument indiqués dans la phase à laquelle je fais allusion.
Ils *complètent* chacun pour leur compte, ainsi que je le dis
plus haut, de l'arsenic, l'action de la quinine en luttant
victorieusement contre cette atonie, cette flaccidité cardiaque,
si je puis dire, qui est certainement dans le cas où un état
cirrhotique du foie, par exemple, ne saurait être légitimement
invoqué, cause unique ou prépondérante de ces œdèmes sans
albuminurie, et qui, par cela même, ne sauraient être impu-
tables à une lésion rénale.

Telle est, dans son ensemble, la médication que j'emploie
contre les manifestations plus ou moins éloignées du paludisme, hors de son foyer d'origine. Elle n'a rien qui me soit
personnel dans ses éléments ; et elle ne diffère de la thérapeutique si raisonnée et si en relief, instituée par Laveran, que par
deux points dont j'ai tâché, dans ce travail, de faire ressortir
l'importance : l'administration du sulfate de quinine (à défaut
du chlorhydrate qui, dans nos hôpitaux de France tout au
moins, est réservé pour les injections hypodermiques) et de
l'arsenic (acide arsénieux ou arséniate de soude), suivant cer-
taines conditions que je crois justes et qui consistent dans leur
administration relativement prolongée, d'une part, et dans le
retour à la méthode plus ou moins modifiée, suivant les indications, après un certain laps de temps, d'autre part.

D'ailleurs j'assimile, et c'est là que je veux en arriver, j'assimile, dans ses indications, le traitement de la cachexie
palustre, ou plutôt d'une façon générale, du paludisme à celui
de la syphilis. Cette conception de ressemblance entre deux
intoxications spécifiques, si différentes cependant à certains
points de vue, l'une de l'autre, je la trouve exposée déjà, en
un chapitre spécial (*Comparaison avec la syphilis*), dans le
mémoire auquel je fais allusion plus haut.

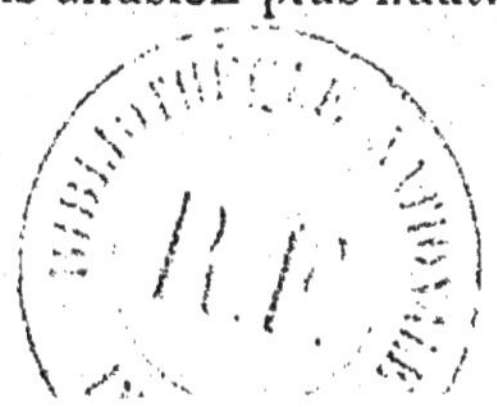

Pour moi, j'estime qu'il y a, tout au moins, similitude dans la succession des accidents de la syphilis et des manifestations du paludisme : *accidents primitifs* dans l'un et l'autre (chancre induré pour la syphilis ; accès fébriles francs ou larvés, simples ou pernicieux pour le paludisme), — *accidents secondaires et tertiaires* (ceux que chacun sait pour la syphilis ; cachexie aiguë et chronique, dégénérescences organiques plus ou moins généralisées, pour le paludisme).

Deux autres ordres de faits, réservés encore quant à leur admission définitive, mais reconnus en principe, ne plaident-ils pas, d'ailleurs, en faveur de cette similitude ? Je veux parler de *l'inoculation* et de la *transmission héréditaire du paludisme*.

En ce qui concerne les inoculations faites sur l'homme et suivies de succès, n'avons-nous pas les injections hypodermiques que Dochmann, en 1880, pratiqua avec le contenu de vésicules d'herpès développés chez des fébricitants, sur cinq sujets dont trois contractèrent de la sorte des accès de fièvre ?... N'avons-nous pas également les faits plus récents, communiqués en 1886, à la Société médicale des hôpitaux, par Laveran, au nom de MM. Marchiafava et Celli qui déterminèrent des accès chez plusieurs personnes par des injections intra-veineuses de sang pris sur des sujets infectés de malaria ? (Kelsch et Kiener, p. 846).

En ce qui a trait à la transmission héréditaire ne trouvons-nous pas, dans ces derniers auteurs, et dans Laveran (*Du paludisme et de son hématozoaire*), des faits qui tendent à démontrer que le *paludisme peut être congénital* ? A leur propos, Kelsch et Kiener ajoutent (page 848) : « De pareils » faits ne peuvent s'expliquer que par une infection congénitale » qui ne répugne pas à la physiologie pathologique, puisqu'il » est démontré aujourd'hui, du moins pour le charbon et la » tuberculose, que les germes figurés peuvent traverser la » barrière placentaire ». Laveran, de même, écrit (p. 159) : « La transmission du paludisme de la mère au fœtus se concilie » très bien avec les notions que nous possédons aujourd'hui » sur la nature parasitaire de la maladie ».

Donc, *transmission par inoculation*, *transmission par hérédité*, voilà deux ordres de faits qui rapprochent encore, si je puis le dire, le paludisme de la syphilis.

Que de fois, enfin, n'est-il pas arrivé à un médecin quelque peu attentif, et initié aux arcanes morphologiques du Protée paludique, d'avoir raison, avec quelques doses de quinine, d'un phénomène pathologique jusque-là méconnu quant à sa cause originelle, et qui n'était qu'une des nombreuses formes, parfois très éloignées du début de l'intoxication, de *la diathèse désormais acquise* créée par la malaria. Dans ce cas, ce que des traitements parfois longs et variés n'ont pu faire, une intervention *spécifiquement opportuniste* le réalise sans effort. Il semble d'ailleurs, que, comme pour la syphilis, chaque expression morbide nouvelle dont le sujet, plus ou moins anciennement infecté, sera l'objet dans l'avenir, devra participer, par quelque côté, d'une étiologie à laquelle, en raison du sommeil parfois prolongé de ses manifestations antérieures, il semblait qu'on n'eût point à songer tout d'abord.

Je crois inutile d'étendre davantage les considérations auxquelles je viens de me livrer, celles que j'ai émises me paraissant de nature à établir, *a priori*, tout au moins cette ressemblance que je poursuis, mais dont, je le reconnais, l'importance doctrinale n'est que fort relative. Je n'en veux tirer qu'une conclusion au point de vue thérapeutique, *c'est la nécessité d'un traitement chronique pour une affection chronique.* Cette formule que j'emprunte à Fournier (*Traitement de la syphilis*, p. 258), l'auteur semble l'appliquer également au paludisme, et partant implicitement reconnaître quelque parité entre cette dernière intoxication et la syphilis, quand, après avoir fait ressortir la nécessité d'un traitement chronique pour la goutte et la scrofule, il ajoute : « et de » même pour le rhumatisme, et de même pour le paludisme ».

Or, l'expression résumée de cette thérapeutique comparée, si je puis m'exprimer de la sorte, me semble, d'après ce que j'ai tenté de faire ressortir au point de vue de l'action de la quinine et de son complément l'arsenic, résider dans la proposition suivante : *Le sulfate (ou le chlorhydrate) de quinine et l'arsenic (acide arsénieux ou arséniate de soude) sont au paludisme ce que le mercure et l'iodure de potassium sont à la syphilis;* et j'ajouterai que, comme pour la syphilis, la méthode de choix est certainement celle des *traitements successifs,* préconisée déjà par Laveran, et que je me crois autorisé à modifier quelque peu pour les raisons que je me suis efforcé de développer dans le cours de ce travail.

Pour terminer, qu'il me soit permis de répondre de la façon suivante aux objections formulées contre l'administration un peu prolongée de la quinine :

1° Je n'ai jamais observé, pour ma part, dans les cas confiés à mes soins, que l'usage de ce sel, à la manière dont je le prescris, ait été nuisible en quoi que ce soit. Je sais parfaitement qu'il existe, à l'égard de son plus ou moins de tolérance, des idiosyncrasies spéciales dont il m'a été donné d'observer des exemples, et dont un des plus typiques m'a été fourni par une jeune fille atteinte de fièvre typhoïde grave, chez laquelle quelques prises de sulfate de quinine avaient déterminé une cécité complète, heureusement passagère. Mais, outre qu'il s'en faut que ces effets, d'origine purement nerveuse, soient fréquents, on en serait quitte, le cas échéant, pour suspendre le traitement et s'en tenir à la stricte indication des phénomènes présents. Je n'ai jamais remarqué davantage que la quinine soit inutile dans ces conditions : en effet, si, pour une raison quelconque, le médicament cessait prématurément d'être prescrit, la reprise des accès était presque de règle, et il me fallait revenir soit à la dose initiale, soit tout au moins à la dose abandonnée ;

2° Je ne pense pas, d'autre part, qu'administré comme je l'administre, c'est-à-dire avec des interruptions parfois fort longues, la quinine puisse *user son action* et rester sans effet pour le retour possible de nouveaux accès. Elle les préviendra au contraire en quelque sorte, et grâce à l'imprégnation quinique de l'organisme, ces retours offensifs seront certainement moins graves ;

3° Il ne me semble pas, enfin, que le point de vue économique puisse se trouver sensiblement compromis par ces doses du sel antipaludique ; et l'on peut dire que le prix de revient du traitement sera, en grande partie, compensé par la diminution des journées passées par les malades à l'hôpital.

Cette médication, d'ailleurs, s'adresse aussi bien aux malades à domicile, à ceux de la clientèle civile quand il s'en trouve offrant les cas que j'ai en vue, qu'à ceux de la « pratique » militaire, si je puis dire ; et, sans déprécier en quoi que ce soit la valeur générale de nos confrères, j'estime qu'il ne peut qu'être utile, pour certains d'entre eux, de disposer d'une « technique » spéciale à employer dans des circonstances sortant quelque peu du cours habituel de leurs observations.

Je ne saurais plus opportunément clore ce travail et, à la fois, mieux en justifier le but, qu'en le complétant par la relation suivante qui m'est personnelle, et dont celui qui en fait les frais est actuellement encore dans mon service.

Observation. — Dels...., soldat d'artillerie de marine, a fait au Soudan un séjour de plus d'une année, du 15 octobre 1891 au 2 décembre 1892.

A peine arrivé à Kita (premiers jours de novembre) il est pris de *fièvre paludéenne, à type quotidien*, qui dure dix-neuf jours, sans accès pernicieux, mais d'une intensité suffisante, cependant, pour qu'au bout de ce terme, on croie devoir l'évacuer sur un « sanitarium » établi à 500 mètres au-dessus du poste en question.

Pendant tout le reste de son séjour au Soudan, et malgré des pérégrinations multiples dont quelques-unes le remettent en contact avec l'élément malarique, il n'est en butte qu'à des accès isolés et d'une violence moindre que ceux du début.

Quoi qu'il en soit, sensiblement anémié déjà, il est renvoyé en France, en congé de convalescence, et arrive dans sa famille, près de Lille, le 15 . vrier 1893.

Quelques jours à peine après son retour *il est pris de nouveaux accès de fièvre, sans type déterminé cette fois*. En même temps, et pour la première fois, ses jambes commencent à enfler. Par surcroît de misère organique générale, enfin, il se met à cracher du sang, en petite quantité, il est vrai, et pendant quelques jours seulement.

Le médecin qu'il fait appeler, en présence des accès qui lui sont signalés, lui donne du sulfate de quinine (0^{gr},50) *à peu près chaque jour, en une seule dose, poursuivant la périodicité qu'il ne parvient pas à atteindre.* En effet, ces accès, à type plus ou moins *dérangé*, je le répète, se prolongent pendant six semaines, quotidiens parfois, tierces entre temps, quartes même à l'occasion, sans offrir, en un mot, aucune prise qui permette de les saisir sur le fait. C'est pendant ces *fausses accalmies* que le médicament était suspendu jusqu'à ce qu'un nouvel accès le fît reprendre dans les mêmes conditions.

Ils cèdent cependant, je le répète, au bout de six semaines, mais non, comme on va le voir, sans laisser après eux une intoxication profonde. Dans les premiers jours de mai, en effet, Dels.... s'aperçoit que son ventre gonfle ; il ne peut plus boutonner ses vêtements, et, sans avoir eu de nouveaux accès de fièvre, il sent ses forces l'abandonner peu à peu, en même temps qu'il a conscience de l'aggravation de son état. Bref, il entre à l'hôpital le 19 juin.

Je n'ai pas de peine à constater, à ce moment, une altération profonde de tout l'organisme, un état cachectique avancé déjà, et qui se caractérise : 1° d'une façon générale, par une décoloration, avec teinte subictérique, diffuse ; 2° d'une manière plus spéciale, par un œdème prononcé des membres inférieurs, surtout autour des malléoles, et par un épanchement ascitique considérable, sous lequel, malgré son abondance, on reconnaît une rate presque doublée de volume et un foie notablement hypertrophié. De plus, signe supplémentaire d'une détérioration générale avancée, et que je n'envisage point ici au point de vue d'une spécifité microbienne concomitante, les deux sommets du poumon offrent une respiration rude et soufflée, indemne de râles cependant. Devant cette ascite, je le répète, d'une abondance notable, je pensai tout d'abord à pratiquer la paracenthèse. Mais sachant par expérience combien une première ponction de cette nature en appelle parfois de suivantes, non sans dommage pour le malade, malgré le bien-être momentané qu'elles confèrent, je me décidai à attendre. Je n'eus qu'à me louer de cette abstention. Sous l'influence d'une médication que j'appellerai « à triple effet » en raison des multiples indications à combattre (cirrhose probablement commençante du foie, ascite consécutive, phénomènes stéthoscopiques du poumon, sans compter la misère générale profonde, conséquence naturelle d'un complexus pathologique aussi sérieux), j'eus la satisfaction de voir l'état de mon malade s'améliorer progressivement dans tous ses détails, y compris l'œdème des malléoles rapidement disparu et l'ascite dont il ne reste presque plus aujourd'hui aucun vestige. Ai-je besoin de dire que, fidèle à ma méthode dans cette phase du paludisme, j'administrai largement le vin de quinquina et l'arsenic, laissant de côté, par prudence, dans le cas particulier, le fer et l'hydrothérapie, en raison des hémoptysies précédentes, dont l'emploi de ces adjuvants habituels du traitement aurait pu déterminer le retour.

RÉFLEXIONS. — Quelle conclusion peut-on tirer, au point de vue spécial qui m'intéresse, de cette observation écourtée, mais suffisamment explicite dans ses grandes lignes, pour les besoins de la cause que je soutiens ?......

Il me semble inutile, dans ce cas, d'insister sur la virulence du poison malarique. Elle s'impose, en effet, à l'esprit, tant par la succession progressive des phénomènes morbides, que par ce fait qui en démontre péremptoirement la nocivité, que, sur seize Européens qui participaient avec Dels.... à l'occupation du poste de Kita, douze succombèrent aux atteintes de la malaria.

C'était donc, on peut le dire, dès le principe, un paludisme *fort* dans son essence, et qui, cependant, nous a fourni la preuve que, de même que pour la syphilis, il n'est guère possible de conclure de la dimension du chancre au plus ou moins de gravité ultérieure de l'infection, on ne saurait davantage, pour le paludisme, augurer de l'avenir d'après les manifestations du début.

Ici, en effet, elles se sont traduites par l'expression courante de la malaria, sans perniciosité, et consécutivement, par un sommeil *apparent* du germe qui ne s'est, pour ainsi dire, réveillé que de longs mois après sa première éclosion.

Eût-il été possible d'en prévenir, ou tout au moins d'en atténuer les suites, si sévères relativement ?.....

Pour ma part, je le crois. C'est, à mon sens, pour n'avoir pas traité *méthodiquement* la précédente manifestation fébrile pure survenue chez Dels.... depuis son retour dans ses foyers, que le germe infectieux, ayant, en quelque sorte, libre carrière,

en a, si je puis dire, abusé pour créer cet état de déchéance
organique que j'ai esquissé plus haut à grands traits.

Si, au lieu d'administrer la quinine au hasard d'une périodicité insaisissable, au « petit bonheur » qu'on me passe
l'expression, et en une seule dose, insuffisante d'ailleurs tout
au moins au début, le confrère en question avait eu cette
conception de l'influence quinique prolongée, obtenue par des
doses quotidiennes, fractionnées et suffisantes du sel antipaludique, on peut être fondé à penser qu'il aurait eu plus de
chances de rencontrer l'ennemi qui profitait des armistices
de chaque jour pour se dérober d'abord et se livrer ensuite à
de nouveaux assauts, agrandissant de plus en plus la brèche
quand il savait la place inefficacement défendue.

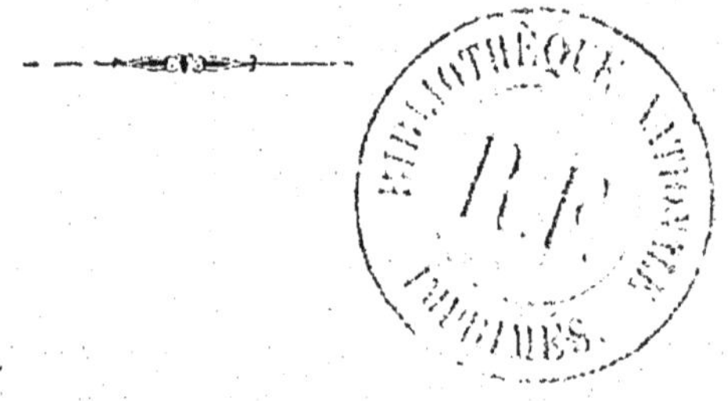

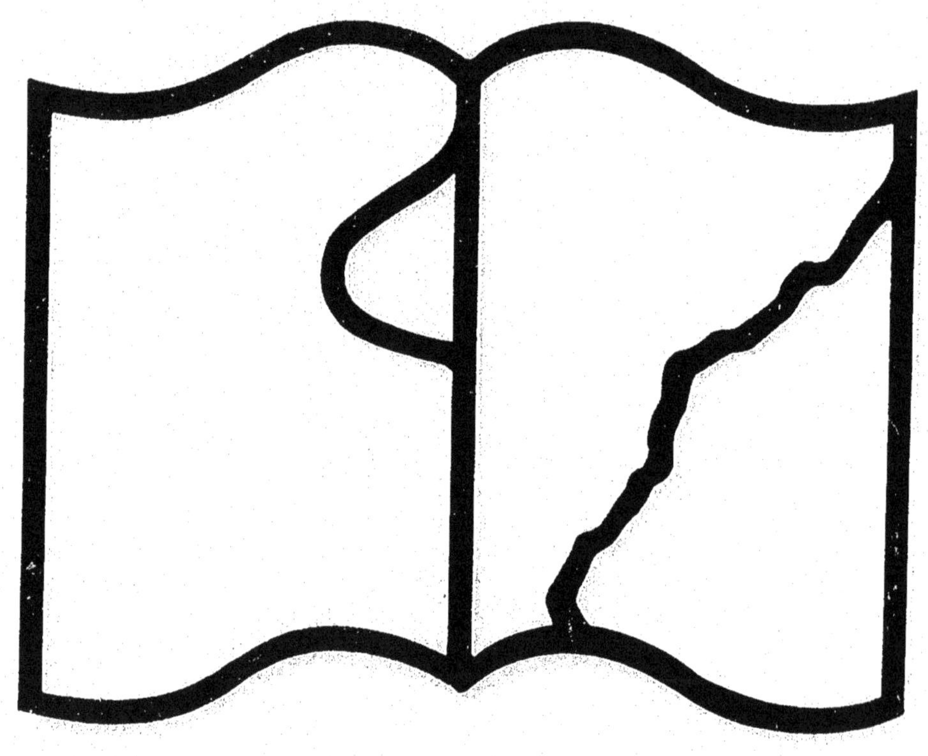

Texte détérioré — reliure défectueuse

NF Z 43-120-11

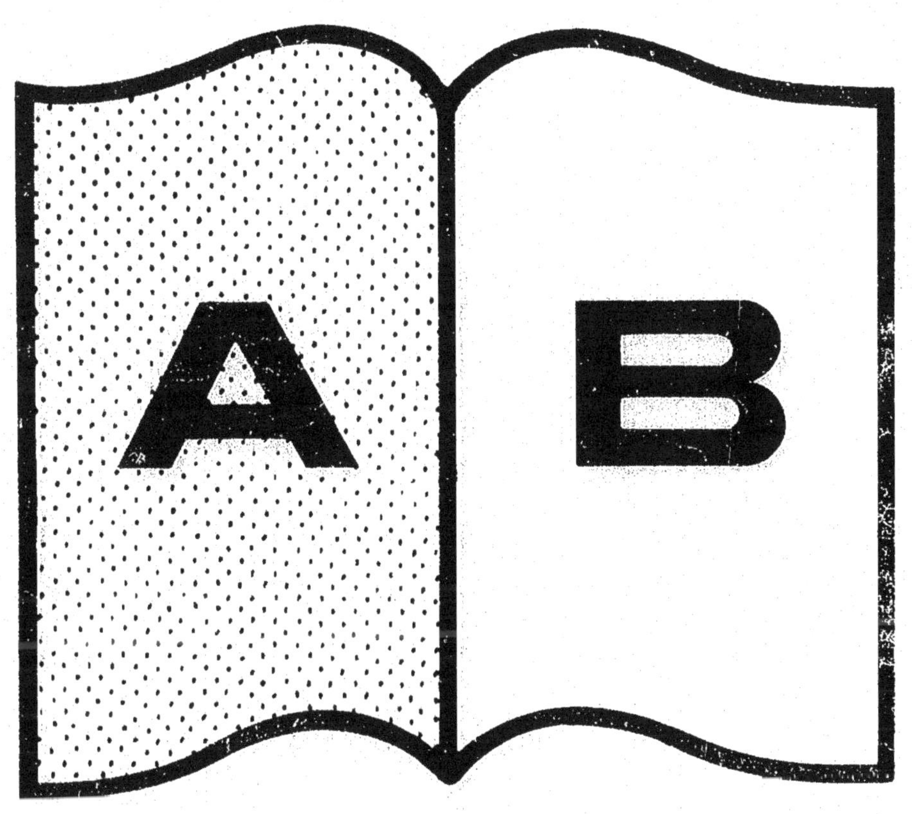

Contraste insuffisant

NF Z 43-120-14

www.ingramcontent.com/pod-product-compliance
Ingram Content Group UK Ltd.
Pitfield, Milton Keynes, MK11 3LW, UK
UKHW020920140726
13695UKWH00006B/2615